ESQUISSE

SUR

LA PHARMACIE

AU MOYEN AGE

suivie d'une dissertation sur

LA MANNE DU DÉSERT

ESQUISSE

SUR LA

PHARMACIE

AU MOYEN AGE

SUIVIE D'UNE DISSERTATION SUR

LA MANNE DU DÉSERT

Par M. E. GILBERT

Pharmacien, Ex-Interne des Hôpitaux de Paris.

MOULINS

IMPRIMERIE DE FUDEZ FRÈRES

AUX JARDINS-BAS

1868

INTRODUCTION

Ce petit ouvrage qu'on lira, ou peut-être bien qu'on ne lira pas, est un aperçu de l'histoire de la pharmacie, comme elle était pratiquée au moyen âge.

C'est une coordination et un assemblage de faits qui, liés les uns aux autres, forment un tout assez intéressant pour pouvoir le livrer à l'appréciation de bienveillants lecteurs.

Si l'énoncé du titre rebute leur bon vouloir, qu'ils se rassurent, le peu d'importance de cette esquisse, la manière sous laquelle elle est présentée, ne sauraient leur demander une attention soutenue.

Je ne désire que leur indulgence, et si je parviens à avoir pu leur être agréable, j'aurai atteint mon but.

E. GILBERT,

Pharmacien.

ESQUISSE

SUR

L'ART PHARMACEUTIQUE

AU MOYEN AGE

I

Vouloir relever l'illustration ou l'importance de l'art pharmaceutique serait chose inutile.

La part que la pharmacie a prise au développement des connaissances humaines et à l'avancement des sciences, ne peut être contestée.

Après avoir servi tant de fois d'instrument à la déraison, elle a pris le caractère le plus parfait, et a suivi la marche la plus sévère et la plus sûre ; ses procédés sont devenus de jour en jour plus simples et plus raisonnés.

Le vieux fatras des *codices* et des dispensaires a disparu, et après avoir été longtemps le domaine des charlatans et des visionnaires, elle est enfin devenue celui des hommes les plus éclairés et des meilleurs esprits de leur siècle.

Cependant on ne peut se dissimuler que sans les recherches de ces visionnaires et de ces rêveurs, sans cette abondance de médicaments employés dans la médecine ancienne, sans les opérations auxquelles on les soumettait, la pharmacie chimique n'aurait pas pris naissance.

Remontant à sa première origine, on la voit dans la main des prêtres; les philosophes la placent au rang des sciences, et les poètes ne jugèrent pas indigne de leur talent de célébrer un art destiné à soulager les souffrances, à conserver la santé, et à prolonger la durée de la vie des hommes.

Homère, dans la plus haute antiquité, connaissait la renommée des Egyptiens dans l'art de guérir. L'emploi des remèdes était réglé par la loi; toute infraction funeste au malade exposait le médecin à la mort.

La loi réglait aussi la composition des remèdes, qui consistaient en mixtions, et un livre, nommé Ambrès, contenait la science des diagnostics et des pronostics en médecine. On connaît par Aélien la renommée de l'égyptien Iachus, dont la mémoire était restée célèbre dans son pays pour les services qu'il lui avait rendus par sa science profonde en médecine, et le succès avec lequel il avait combattu et arrêté les meurtrières épidémies. L'art de traiter les métaux, la chimie en un mot, fut portée très-loin par les Egyptiens ; elle a pris son nom de celui même que l'Egypte porta très-anciennement: *Chèmy* ou chimie (Champollion-Figeac). Dioclétien traita l'Egypte en vainqueur, et, y abusant de son titre, il fit rechercher et brûler tous les anciens livres qui traitaient de l'or et de l'argent, afin d'appauvrir les Egyptiens, et que, pauvres, ils lui fussent plus soumis.

Les prêtres égyptiens professaient la médecine, la pharmacie et la chirurgie. Chacun devait s'adonner à un genre de maladie ; c'était un moyen de la mieux connaître, et à rechercher les remèdes les plus propres à les soulager ; et, l'administration sacerdotale qui avait sous sa main le collége de médecine, pouvait régler, chaque année, le nombre des médecins à admettre et leur répartition dans divers services.

L'art de guérir était étudié dans des livres laissés par Hermès. On fait remonter aux temps fabuleux son existence. Surnommé trois fois grand, il est regardé comme l'inventeur des arts en Egypte et particulièrement comme l'inventeur de la chimie. Hermès avait, dit-on, écrit quarante-deux livres, six sur ce nombre étaient affectés à la médecine, et étudiés par les pastophores comme appartenant à l'art de guérir.

Ces livres parlent en effet de la construction du corps humain, de ses maladies, des médicaments, des instruments pour les yeux spécialement, et des maladies des femmes.

Les embaumements, qui n'étaient en réalité qu'une série d'opérations chimiques, chirurgicales et anatomiques, étaient de l'attribution des prêtres (1).

L'Egypte ancienne fut, avec l'Arabie, le berceau de la pharmacie et de la médecine. Tout fut singulier ou mystérieux dans cette contrée à jamais célèbre. C'est là que Platon, Aristote, Pythagore, Solon et Hérodote étaient venus puiser leur science et leur sagesse. Les sages Egyptiens s'attachèrent avec une rare prédilection à tout ce qui était en soi vrai et durable. Leur étude avait pour but le bonheur de l'homme, et tout ce qui devait concourir à lui donner satisfaction, était noté avec la plus scrupuleuse exac-

(1) Hérodote et Moïse donnent à ce sujet des documents authentiques. Les embaumeurs se servaient de médicaments bien connus de nos jours. De la myrrhe, de la casse, de la canelle, du natron ou soude caustique et enfin d'huile de cèdre. Cette huile, de laquelle ils parlent, ne peut s'obtenir que par la distillation; il faudrait donc admettre que cette importante opération était connue depuis longtemps en Egypte.

titude, basée sur une série continuelle d'observations judicieuses et habilement dirigées.

Les Arabes possédaient une grande inclination pour la médecine et la pharmacie. Déjà vers l'an 136 de l'Hégire, Almanzor joignit l'étude de l'Alcoran à celle de la médecine, et Alamon-Aldallah envoya des ambassadeurs à l'empereur de Constantinople pour lui demander les livres qui traitaient spécialement médecine et pharmacie. Il les fit traduire en sa langue pour exciter parmi son peuple l'amour de ces sciences (année 198 de l'Hégire). (MORRERY.) Ces soins ne furent pas inutiles, car il s'éleva sous son règne des médecins fort habiles. Des historiens arabes racontent que Mahomet avait défendu par la loi l'étude des lettres et de la médecine. Mais le calife Alamon en réveilla l'amour à l'occasion d'un spectre qui lui apparut la nuit sous la figure d'Aristote et qui l'exhorta à l'étude de cette science.

Ce fut lui qui, d'après Scaliger, fit traduire en sa langue tous les ouvrages grecs et italiens qui traitaient des sciences médicales.

Cet amour de la science continua encore en Afrique. On vit parmi eux de savants médecins comme Algazel, Assarabius, Albumazar, etc. Ils avaient des universités à Constantine et à Tunis.

Ils fondèrent une université juive à Sara, qui, au

neuvième siècle, a produit des hommes remarquables.

Lorsqu'ils eurent poussé leur conquête en Espagne, ils fondèrent les écoles de Séville, de Cordoue, de Sarragosse et de Grenade.

Avant eux, la pharmacie et la médecine sont restées longtemps confondues. Ils ont contribué à les rendre distinctes l'une de l'autre.

Les Arabes, en effet, ont créé en quelque sorte la profession de pharmacien ; ils la firent distinguer légalement de celle du médecin.

Le gouvernement, dit M. Hœfer, dans son *Histoire de la Chimie*, exerçait une surveillance sévère sur tous les établissements pharmaceutiques. Plusieurs villes importantes, soumises à la domination arabe, avaient des dispensaires où l'ordre et l'unité régnaient en souverain. C'est à cette disposition que l'empereur Frédéric II emprunta les principaux articles d'une loi qui fut longtemps en vigueur dans le royaume de Naples. Les pharmaciens y étaient divisés en deux groupes : 1° les stationnaires, qui vendaient des médicaments simples ; 2° les confectionnaires, dont les fonctions consistaient à préparer scrupuleusement les ordonnances du médecin; et, enfin, tous les établissements pharmaceutiques étaient soumis à un *Collegium Medicorum* qui les surveillait. (HOEFER.)

Les Arabes doivent être considérés, non pas comme les pères de la chimie, mais comme les créateurs et les législateurs de la pharmacie.

Leurs universités ont laissé des travaux dignes d'intérêt. Un d'eux, nommé Bubacar, dans un livre intitulé *Liber Secretorum*, commence par traiter diverses espèces de sels, parmi lesquels il comprend le sel ammoniac, le sel gemme, le nître; il enseigne à préparer le sel d'urine, en exposant celle-ci au soleil pendant quinze jours pour la faire évaporer.

Alchidd-Bechil obtenait, en distillant de la marne et de l'urine, des matières charbonneuses. S'il avait poussé plus loin ses expériences n'eût-il pas découvert le phosphore?

Car, travaillant continuellement sur des matières riches en phosphore (os, urine), il aurait pu arriver à cette découverte que longtemps après lui on connut sous le nom de porte-lumière (ou phosphore).

Tant d'autres enfin se signalaient par d'importants travaux.

Albucasis, mort à Cordoue, découvrit l'alcool de vin, et avait de grandes connaissances dans la préparation des remèdes. Il donne une grande description des appareils distillatoires, au point qu'on le considère comme l'inventeur de la distillation.

Avenzoar composait, au douzième siècle, des médicaments avec succès, des sirops, des électuaires ; et, Julius Gaterius de Tolède fit paraître des observations intéressantes sur la pharmacie; et plusieurs lois furent rendues au quinzième siècle sur l'exercice de cet art.

Il suffirait de citer encore parmi les plus illustres, Awerrhoès de Cordoue, Mesuè, Serapion, Moïse, Macmonidès Abul-Hassan, évêque chrétien, médecin du calife de Bagdad, et tant d'autres Arabes et Hébreux appartenant à l'histoire de la pharmacie.

La grande occupation de ces pharmaciens, qui se montrent d'abord en Egypte, en Asie au huitième et neuvième siècle, et qui, au moment des croisades, pénétrèrent en Europe, fut la transmutation des métaux.

Ils faisaient remonter cet art jusqu'à Adam, qui enseigna, ajoutaient-ils, ce secret à Enoch ; et après le déluge, Cham, fils de Noé, exerça la chimie en Egypte.

Ils ajoutaient que Hermès fit un livre en lettres hiéroglifiques, et que Pythagore n'ignorait pas ces mystères, que Moïse les connaissait parfaitement, qu'Hippocrate et Aristote l'ont fort et heureusement pratiqué.

Pline raconte que l'empereur romain Caligula fut le premier qui entreprit et qui sut fabriquer l'arsenic naturel pour en faire de l'or, et qu'il cessa d'y travailler parce que la dépense surpassait le profit.

Cet empereur, néanmoins, n'avait pas trouvé la pierre philosophale, car il faisait l'or, non par la transmutation des métaux, mais par la séparation de l'or mêlé avec l'arsenic.

Cet acte de fondre l'or et l'argent ne constituait pas la recherche de la pierre philosophale des alchimistes; cela n'aurait pu être leur secret, car les Egyptiens savaient tirer l'or en séparant, par le feu, les métaux et les minéraux, mais ils ne savaient pas, et pour cause, changer le cuivre en or et en argent. Nicéphore Blemmida, qui vivait dans le douzième siècle, fit un traité où il ne parle pas de la transmutation des métaux. Les Arabes, depuis, inventèrent cet art mystérieux.

Cependant ils ne tombèrent pas dans les absurdes conceptions de leurs devanciers.

Si l'école byzantine, dans laquelle l'alchimie semble avoir pris naissance, sut écarter de son esprit les idées surnaturelles ou métaphysiques, l'école chrétienne du moyen âge, loin de se renfermer dans l'expérience du laboratoire, lui donna pour adjointes les inspirations mystérieuses de la religion, emprunta à la magie et créa un inextricable chaos et une confusion inouie.

Plusieurs firent imprimer des livres avec des titres bizarres; ces titres répondent à l'extravagance du texte ; aussi ces vénérables bouquins portent à la première page ces titres pompeux : *Teinture du soleil et de la lune, Clé pour ouvrir le cœur du Père Philosophe*, la *Salamandre brillante*, le *Tombeau de Sémiramis ouvert aux sages*, la *Toison d'or*, l'*Éclat de la trompette*, etc.

Géber, plus fameux entre eux tous par son ancienneté que comme chef de l'école byzantine, ne tomba pas dans ces extravagantes absurdités; il découvrit l'eau régale, l'acide nitrique, la pierre infernale, le sublimé corrosif, émit des doctrines alchimiques qui n'ont rien d'absurde. C'est lui qui dit que les métaux se composent de deux ou trois éléments d'une nature particulière et que celui qui parvient à les isoler, a le pouvoir de les transformer à volonté ; que l'or y existe combiné à des substances impures, et que pour le retirer il faut un agent spécial.

Alphonse de Castille, qui fut autrefois souverain astronome et alchimiste, s'exprimait ainsi :

« Tous les minéraux contiennent le germe de l'or, mais ce germe ne se développe que sous l'influence des corps célestes, et une fois ce germe passé à l'état parfait d'or, on ne peut l'obtenir que par l'intermédiaire d'un extracteur particulier. »

Ce grand extracteur fut la pierre philosophale, l'élixir, le grand œuvre, le magistère, la poudre de perfection.

Ils nourrissaient sur la nature même des métaux et sur le développement dans le sein de la terre, des idées extravagantes qui les conduisaient à des manipulations chimiques extraordinaires.

Les alchimistes considéraient les métaux comme doués d'une sorte de vie, et pouvant passer par des actions naturelles de l'état imparfait (fer, plomb), à l'état parfait (or, argent). Ils établirent une comparaison entre le développement du métal et le développement d'un être vivant sorti d'une graine ou d'un œuf.

Ils cherchaient la pierre philosophale, le grand œuvre, le magistère, la poudre de perfection, qu'ils ont supposé devoir exister tour à tour dans l'arsenic, dans le mercure, le sel marin, l'antimoine, le salpètre, le vitriol, jusque dans les végétaux.

Cette pierre philosophale, dont il n'est question pour la première fois qu'au douzième siècle, et à laquelle les alchimistes arabes n'avaient jamais songé, et qui jamais n'a été retrouvée, comme on le pense bien, est décrite par les hermétiques d'une façon qui approche de la folie et du délire. Les uns la représentent d'une belle couleur safran, les autres lui donnent la couleur du pavot sauvage avec l'odeur du sel marin. Ceux-là l'ont vue enveloppée d'une modeste robe de charbon, les autres, pour ne point se tromper, lui mettaient sur le dos cinq ou six tuniques à la fois, une blanche, une rouge, une jaune, une bleu de ciel et une dernière verte.

Quoi qu'il en soit, ces admirables fous sacrifiaient tout, honneur, richesses, famille, santé, existence, à la poursuite de leurs idées. Ils mouraient de faim comme Louis de Neus dans sa prison, subissant la peine capitale, comme Bragadino, ou se sentant brûler dans une cage de fer, comme Marie Ziglerin, faisant, après tout, avancer la science, et la dotant d'admirables découvertes. (Chereau, *Encyclopédie médicale.*)

Néanmoins, leurs études, l'exploration soutenue de la recherche des corps simples, le nombre considérable d'observations que leurs travaux ont mis au jour, n'ont pas peu contribué à poser les fondations de toute la pharmacie chimique.

Elle s'y est enrichie de plusieurs découvertes précieuses qui, sans les travaux de ces rêveurs et de ces chercheurs, seraient restées dans le néant.

Cependant l'empire d'Orient marchait à cette époque à grands pas vers la décadence.

Les savants s'occupaient de futilités ou d'intrigues de cour, passaient leur temps sur des subtilités. Quelques-uns commentaient les œuvres de Platon et celles d'Aristote. Les attaques réitérées des Bulgares, des Hongrois et des Sarrazins les empêchaient de faire fleurir les arts, en ramenant la paix au sein de l'empire.

Néanmoins, dit M. Hœfer (*Histoire de la Chimie*), on trouve encore dans l'école grecque byzantine des hommes chers aux sciences.

Il suffit de nommer Photius, Actuarius, Psellius, Blemmydas. Mais il n'y a guère de chimistes ou alchimistes proprement dits.

Actuarius appartient à l'histoire de la pharmacie. Il décrit un grand nombre de médicaments composés et des eaux distillées, comme celle de roses, de plantain et de lierre (1). Les autres, Psellius, Blemmydas, à l'exception de Théodonicus qui s'occupe de chimie proprement dite, sont des alchimistes.

L'école byzantine, l'école arabe, par leurs études approfondies, et en restant dans les limites du positif, ont énormément fait pour l'avancement de la chimie pharmaceutique.

Les préparations actuelles, la plupart chimiques, sont sorties des laboratoires de ces savants du premier âge, et l'on est étonné, en parcourant les traités hermétiques les plus anciens, en s'attachant

(1) *De Compositione Medicamentorum.* Paris, 1546.

au côté pratique et expérimental, de voir le nombre de découvertes qu'on leur doit.

L'Arabe Rhazès (1) découvre l'eau-de-vie et recommande plusieurs préparations pharmaceutiques dont l'excipient est l'alcool. Il fit connaître l'orpiment, le réalgar et plusieurs composés arsenicaux ; le borax, certaines combinaisons du soufre avec le fer et le cuivre, et certains sels de mercure.

Plus tard, Albert le Grand, Raymond Lulle, Bazile Valentin, Roger Bacon, Glauber, dotèrent la science de riches découvertes et de travaux remarquables.

« Les Parisiens, » dit M. Chereau dans le *Dictionnaire encyclopédique des sciences médicales* (t. 11, page 395), « qui traversaient la place Mau-
« bert, par corruption de place Maître-Albert,
« étaient témoins d'un bien curieux spectacle en
« l'année 1245. Un homme était là, petit, frêle et
« débile, religieux dominicain, entouré d'un cercle

(1) Rhazès, originaire de Perse, passa une partie de sa jeunesse à cultiver les beaux-arts. Ce ne fut qu'à l'âge de trente ans qu'il commença à étudier la pharmacie et la chimie. Grâce à ses talents il arriva à une grande célébrité et devint médecin en chef du grand hôpital de Bagdad. Il visita l'Afrique et l'Espagne. Atteint d'une cataracte, il refusa de se faire opérer, parce que le chirurgien qui devait lui faire l'opération ne savait lui répondre à la question : Combien l'œil a-t-il de membranes? Il mourut aveugle à quatre-vingts ans. (HOEFER.)

« épars et serré de jeunes clercs studieux, avides « de s'instruire, auxquels il exposait, dans un « magnifique langage, les connaissances philoso- « phiques, théologiques; enseignant la chimie, la « métaphysique et dévoilant le mécanisme de « l'homme et des animaux. Ce professeur en plein « vent qui, comme Abeilard, avait été obligé d'en- « traîner, dans les carrefours et sur les places, la « foule de ses auditeurs que les écoles, les cloîtres, « les rues et les églises ne pouvaient contenir, se « nommait maître Albert. » Il avait le don de presque toutes les sciences, et ce fut à l'Université de Paris que l'on pense qu'il étudia la philosophie et la médecine. Cédant à l'entraînement de l'époque, il se fit dominicain, et lorsqu'il eut fait ses études, ses chefs l'envoyèrent à Cologne, à Fribourg, à Ratisbonne et à Strasbourg, pour y ouvrir des conférences qui furent pour lui une série de triomphes.

En 1240, il se fixa à Cologne, où il s'occupa beaucoup de chimie.

En 1245, il vint à Paris y répandre des flots de lumières et de sciences.

En 1260, une bulle du pape Alexandre IV le nomme évêque de Ratisbonne. Mais trois ans après, ce savant renonce à sa prélature et demande au pape de retourner dans sa chère ville de Cologne, où il avait conquis tant de gloire et goûté tant de douceurs au milieu de ses études. C'est là qu'il mourut en 1289.

Albert-le-Grand fut faussement accusé de magie; son nom est parvenu à la postérité enveloppé d'un nuage de sorcellerie qui est une véritable insulte à un si grand génie, et un livre, qui parcourt encore aujourd'hui les campagnes sous le nom de secrets admirables du Grand-Albert, n'a pas peu contribué à transformer l'illustre professeur en sorcier. Ses œuvres vengent de telles profanations; il est rangé parmi les plus beaux génies qui ont illustré l'humanité.

C'est le véritable chef de l'école expérimentale au moyen âge.

Et celui que l'on accusait d'avoir le secret de la pierre philosophale et d'avoir construit l'*Androïde*, tête en bronze qui, forgée sous certaines constellations, avait le pouvoir de répondre aux questions qu'on lui faisait (MORRERY, page 116), n'en commentait pas moins les travaux d'Avicenne et d'Aristote, agrandissait le domaine des sciences naturelles, et laissait encore des théories et manipulations suivies de nos jours.

C'est lui qui a donné la manière de préparer la potasse caustique à la chaux, telle qu'on la met en pratique dans nos laboratoires. Il décrit avec exactitude la coupellation de l'argent. Il établit la composition du cinabre, en le formant de toutes pièces, au moyen du soufre et du mercure. La céruse, le minium, l'acétate de plomb, l'acétate de cuivre, l'eau forte, sont autant de substances employées dans l'exercice chimique et pharmaceutique actuel. (*Dictionnaire encyclopédique des sciences médicales.*)

Raymond Lulle, originaire de Catalogne, religieux de l'ordre de Saint-François, possédait de grandes connaissances en chimie et fit plusieurs travaux remarquables sur la transmutation des métaux; il fut aussi accusé de magie (NAUDÉ) et mourut à l'âge de quatre-vingts ans (en 1315).

La pharmacie lui doit le carbonate de potasse, la rectification de l'esprit de vin, la préparation des huiles essentielles, celles du mercure doux ou calomel.

Cet amour de la science n'empêchait pas les alchimistes de rechercher un médicament doué de propriétés miraculeuses, en un mot, la panacée universelle, pour prolonger la vie des hommes.

Roger Bacon, le plus vaste génie de l'Angleterre, qui a étudié la nature bien plus en physicien qu'en chimiste, dit dans son *Thesaurus chimicus*, que l'alchimie est spéculative lorsqu'elle cherche à approfondir la génération, la nature et la propriété des êtres inférieurs; et pratique, lorsqu'elle s'occupe d'œuvres utiles aux individus, aux Etats, mais surtout à la conservation de la santé, à la guérison des maladies et à prolonger l'existence (HOEFER).

Ces visionnaires, ces rêveurs, ces souffleurs de feu qui, ayant bien soufflé, n'ont trouvé que les cendres dans leurs fourneaux, après y avoir dissipé tout ce qu'ils y avaient mis, ne trouvèrent ni la panacée universelle, ni la pierre philosophale. Cependant leurs travaux ne furent pas en pure perte. Ils découvrirent de nombreuses préparations employées par la pharmacie actuelle.

L'art de la transmutation des métaux vils en métaux nobles, pour laquelle ils ont tant été honnis, n'est-elle pas réhabilitée par des savants actuels du plus grand mérite? L'étude de la combinaison atomique des métaux les a amenés à les considérer comme les multiples les uns des autres; l'isomérisme y conduit tout droit.

Cette foule de rêveurs et d'enthousiastes, de chercheurs du moyen âge, qui étaient le vivant emblême de la persévérance poussée jusque dans ses dernières limites, nous ont donné la clef des plus hautes découvertes de l'intelligence. La fièvre qui les dévorait les conduisait à une ruine certaine, mais ils ont laissé comme héritage les systèmes philosophiques, la vapeur, l'électricité, l'imprimerie, la chimie, la pharmacie. Ils ont fouillé les profondeurs de la science, ont donné les premiers matériaux des institutions savantes. Ils ont posé les fondements de l'édifice, d'où sont sortis plus tard les Guttenberg, les Gallilée, les Newton, les Christophe Colomb, les Scheelle, les Lemery, les Lavoisier, les Thenard et les Soubeiran.

II

La philosophie scolastique avait, au moyen âge, absorbé l'attention de tous les esprits. En France, pendant qu'au dehors les troubadours, les maîtres de la gaie science, couraient les manoirs et les villes, les sciences les plus sérieuses s'étaient réfugiées dans la solitude des cloîtres. Les ordres religieux étaient les dépositaires des trésors scientifiques et littéraires.

Dès la seconde période du moyen âge, les Bénédictins étaient établis dans les Etats napolitains. Ils venaient d'y créer la célèbre école de Salerne, le plus ancien modèle des Facultés de médecine de l'Europe.

Les ouvrages pharmaceutiques et médicaux des Arabes y furent traduits et commentés, et la fondation de cette école fut suivie en 1150 de celle de la Faculté de médecine de Montpellier (ASTRUC, *Mémoire pour servir à l'histoire de la Faculté de médecine de Montpellier*), et plus tard, en 1220, l'Université de Paris fut complétée par la création de la Faculté de médecine.

Au moyen âge, la pharmacie n'était faite que dans les monastères. En France, les moines et les religieux y rendaient d'utiles services. On ne connaît pas malheureusement le nom des plus célèbres, car leur réputation ne devait pas franchir les portes du cloître, mais le peu que l'on en sait mérite d'être mis à jour. La pharmacie s'y faisait d'une façon assez intelligente, et s'il s'y trouve encore de la superstition, ils lui donnèrent cependant de l'élan vers le progrès.

On lit avec plaisir que déjà dans les premiers siècles de l'Eglise, les chrétiens, suivant le précepte des apôtres, recevaient dans leurs maisons des malades pauvres et leur donnaient des soins comme à leurs propres enfants ; ce n'était là que le prélude d'une institution qui était destinée à venir en aide à tant de douleurs, et à contribuer si puissamment aux progrès de la médecine.

Pendant les persécutions, on ne pouvait rien faire de plus.

Mais, au moment de l'abjuration du paganisme par Constantin, on vit de toutes parts s'élever des établissements de bienfaisance, des hôpitaux au petit pied.

Saint Jérôme, dans sa lettre sur la mort de Fabiola, nous apprend que cette dame romaine, fort opulente, vendit tous ses biens et fonda, vers l'an 380, un hôpital.

Les malades qui gisaient dans les rues, sur les places publiques, trouvaient au moins un asile. C'est le premier établissement de ce genre auquel on ait donné le nom de *Nosocomium*, d'un mot grec qui signifie « lieu où on transporte les malades. »

On lit dans la traduction des lettres de saint Jérôme (par MM. Grégoire et Colombel, tome IV, page 228) que ce saint fait une réelle peinture des divers genres d'infirmités qui se trouvaient dans cet hôpital. Fabiola, cette matrone si opulente, pansait elle-même les plaies des malades, leur donnait à manger de ses propres mains et leur administrait les soins les plus touchants.

On fonda plus tard aussi des asiles pour recevoir les pauvres, des orphelins, des vieillards et des enfants.

Il paraît aussi certain que depuis près de cinquante ans il existait en Orient des établissements qui avaient beaucoup de rapport avec celui de Fabiola.

On voit par les écrits de saint Epiphane qu'au quatrième siècle il y avait à Sébaste, ville du Pont, un hôpital destiné à recevoir les pauvres, les étrangers, les infirmes (*saint Epiphane, adversus hæreses*, lib. III, page 905). Cet hôpital portait le nom de *Plochotrophium* « lieu où l'on nourrit les pauvres. » Il ne dit pas la date de la fondation, mais Eustathe, évêque de Sébaste, en confia la direction à l'hérésiarque Aérius. Cette institution ne ressemblait donc pas à ces établissements auxquels on donnait le nom de *Xenodochium*, où l'on ne recevait que des pélerins. (M. DE GÉRANDO, *de la Bienfaisance publique*, tome IV page 278.) Elle ressemblait à nos institutions hospitalières et avait beaucoup de rapport avec le *Nosocomium* fondé par Fabiola.

Lorsque saint Bazile prit possession de l'évêché de Cézarée, il y fonda un hôpital (an 372). Il était si vaste que saint Jean Chrysostome le compare à une ville. On y recevait des malades, des pauvres, des vieillards.

Des médecins, des infirmiers, prenaient soin des malades. Les infirmiers qui soignaient étaient choisis parmi les clercs. Ils formaient une confrérie en règle destinée à soigner les riches et les pauvres à domicile, en temps de peste, pour qu'ils ne fussent point abandonnés.

« Saint Jean Chrysostome », raconte M. Gauthier

dans son *Histoire de la Médecine la plus reculée*, « rivalisa de zèle avec saint Bazile. Il employa « toutes les économies qu'il put faire de son revenu « pour créer des hôpitaux. Il proposa même de « nourrir en commun tous les pauvres de la ville de « Constantinople, dont le nombre s'élevait à cin- « quante mille. »

« Les princes, » dit M. Théodoret dans l'*Histoire Ecclésiastique*, liv. V, chapitre XVIII, « qui se « livraient aux pratiques superstitieuses des Tem- « ples, donnèrent l'exemple de la charité envers les « pauvres, et d'une touchante abnégation de soi- « même pour secourir l'humanité souffrante. »

On vit l'impératrice Placidie, épouse du grand Théodose, déposer la pourpre impériale pour venir prodiguer ses soins aux malades rassemblés dans les hôpitaux.

Par une loi rendue en 372, dit le même auteur, l'empereur Valentinien établit quatorze médecins, un pour chaque quartier de la ville de Rome, afin d'y administrer les traitements gratuits aux indigents.

Ducange dit, dans son *Histoire Bysantine*, livre IV, ch. XIX, qu'au moyen âge Constantinople comptait jusqu'à trente-cinq hôpitaux.

Plus tard, on commença à en établir en France. Le plus ancien, dit M. Gauthier, est l'hôtel-Dieu de Lyon. Les hôpitaux de Reims et d'Autun furent fondés peu de temps après.

L'hôtel-Dieu de Lyon, dit M. le docteur Pointe, dans son *Histoire topographique et médicale*, page 1 et suivantes, fut fondé à la sollicitation de l'archevêque saint Sacerdoce, vers l'an 542, par Childebert I et la reine Ultrogothe, son épouse.

Il en est fait mention dans les actes du cinquième concile d'Orléans, tenu en 549. Il y est appelé *Xenodochium*. Il paraît que dans les premiers temps on y recevait, ainsi que dans les hôpitaux de l'Orient, des pauvres, des infirmes, des pélerins, aussi bien que des malades.

Cette foule d'établissements hospitaliers, qui rendaient tant de services au moment où les invasions des Barbares affaiblissaient la puissance de l'Empire, où les positions et les fortunes privées étaient bouleversées, démontre l'influence de la religion nouvelle qui venait de remplacer le paganisme.

« Combien, » dit M. Gauthier, « il eût été plus « facile à Rome de fonder dans sa gloire ces sortes « d'établissements! Elle ne le fit pas, parce qu'alors « les mœurs publiques n'étaient pas dirigées vers « les idées de philanthropie et de bienfaisance. »

Mais à la fin du quatrième siècle, ce qu'un trésor public obéré n'aurait pu faire, l'ardente charité chrétienne l'opéra avec une merveilleuse et surprenante promptitude.

La tradition se continua, et au moyen âge surtout les couvents qui possédaient les trésors scientifiques, médicaux et pharmaceutiques, les appliquaient avec la charité la mieux entendue et le désintéressement le plus grand.

III

La fameuse école de Salerne, dont nous avons parlé dans le précédent chapitre, envoyait les moines médecins et pharmaciens dans les monastères, et principalement dans les cloîtres de l'ordre de Saint-Benoît.

La façon dont ils exerçaient la pharmacie n'avait pas énormément de ressemblance avec l'exercice actuel.

Cependant, on peut retrouver des préparations qui, à peu près les mêmes qu'aujourd'hui, différaient dans l'emploi d'une manière très-grande.

C'est dans le silence du cloître, tout en s'adonnant à l'alchimie et en même temps à l'astrologie, qu'ils avaient établi, avec les alchimistes et astrologues de cette époque, comme une vérité incontestable, qu'il y avait une grande correspondance entre les métaux, les plantes et les différentes parties du corps.

Les métaux étaient rangés dans un ordre qui, d'après leur croyance, fortifiait tel ou tel organe.

L'ordre de Saint-Benoît ne fut pas le seul à s'occuper d'alchimie, de sciences médicales et pharmaceutiques.

On cite, au onzième siècle, un moine, nommé Clerambault, qui était habile médecin et pharmacien, un abbé de Spanheim, natif de Trithenhein (Saxe), nommé Thrithème, savant alchimiste, médecin et pharmacien distingué. Il était religieux de l'ordre de Saint-Benoît et possédait du reste de grandes connaissances divines et humaines. Son mérite le fit élever à la dignité d'abbé. Quoique chargé du soin des affaires de son abbaye et de celles de l'abbaye Saint-Jacques de Wirtzbourg, il ne s'éloigna jamais de ses études ; ce fut dans cette maison qu'il mourut, en 1516.

On dit qu'il avait publié, en 1512, un traité sur des préparations chimiques surprenantes. On l'avait aussi soupçonné de magie, l'on soutenait qu'il avait des rapports avec les démons et qu'il évoquait les morts.

Il vécut longtemps à la cour de Maximilien d'Autriche, et l'on raconte que cet empereur ne pouvant se consoler de la mort de sa première femme, Trithème offrit de la lui faire apparaître. En effet, Maximilien s'étant enfermé avec lui et un de ses courtisans dans une chambre écartée, l'impératrice se montra à leurs yeux, parée avec sa magnificence accoutumée; et pour être plus sûr de son identité, son auguste époux avait cherché et trouvé une verrue qu'il savait être située à la nuque de cette princesse. (HOEFER, *Histoire de la Chimie*, t. 1, page 451.) On doit révoquer en doute de semblables chimères.

On est revenu sur le caractère de cet alchimiste distingué. Il fut d'ailleurs vaillamment défendu par l'abbé Sigismond dans un livre intitulé *Trithemnius, sui ipsius, vindex*. (Dictionnaire de Morrery.) Il obtenait des préparations chimiques dignes d'un savant et d'un pharmacien distingué.

Si l'on voulait faire ici la liste et l'apologie de tous les savants moines médecins et pharmaciens qui ont illustré leur époque, il faudrait un ouvrage d'une importance que nous n'attribuons pas à cette petite esquisse. Nous nous contenterons de citer les noms des plus illustres.

Gerbert, moine de l'ordre de Saint-Benoît, qui se livra aux études chimiques, alla s'instruire à Cordoue, à l'école arabe. De retour en France, il devint maître de Robert, fils de Hugues Capet, et fut nommé ensuite archevêque de Reims; sa nomination n'étant pas agréée par le pape, il quitta le pays sous l'accusation de magie.

Il se réfugia à la cour de l'empereur d'Allemagne et y devint précepteur du fils d'Othon II. Celui-ci, arrivé à l'empire, le nomma archevêque de Ravenne, et plus tard Gerbert mourut pape sous le nom de Sylvestre II.

Son immense érudition était phénoménale.

Egidius, religieux de l'ordre de Saint-Benoît, un des élèves les plus distingués de l'école de Salerne, qui fut nommé médecin particulier du roi Philippe-Auguste, a laissé un poème en quatre livres dans lequel il fait l'éloge des médicaments composés.

Il connaissait les eaux distillées des Arabes et le sirop de sucre, qu'il appelait *zucera*.

Nicolas Prepositus, moine, directeur de l'école de Salerne, décrit un grand nombre de médicaments. Il appartient spécialement à la pharmacie; il vivait au douzième siècle. (Hoefer.)

C'est du reste des monastères et de leurs laboratoires que sont sorties diverses préparations usitées par la médecine et la pharmacie actuelle.

Vers l'année 1413, le célèbre médecin-chimiste Bazile Valentin, moine de l'ordre de Saint-Benoît dans le couvent de Saint-Pierre, à Erfurth (en Prusse), fit le premier connaître la manière d'extraire l'antimoine de ses mines, dans un ouvrage qu'il publia sous le nom de *Currus triumphalis antimonii*. Le nom de ce métal est attribué à l'action funeste qu'il aurait eue sur des moines qui étudiaient ses propriétés.

Chose qui semblera bizarre, aujourd'hui que l'action des antimoniaux est si bien constatée, l'emploi de ces préparations avait été défendu par arrêt du parlement, en 1566, et Guy Patin ne craignait pas de traiter d'empoisonneurs ses confrères médecins, qui persistaient à employer en secret les préparations antimoniales.

Les querelles, au sujet de l'antimoine, qui s'élevèrent dans le temps à la Faculté de Paris, donnèrent du relief et de l'exercice à Guy Patin, qui mourut en 1672.

Plus tard, en 1720, un chartreux, le père Simon, employa avec succès, pour guérir un moine de son couvent, une préparation antimoniale sulfurée : le kermès. Cette guérison fit grand bruit, mit le kermès en réputation, et la préparation proscrite fut achetée à La Ligerie, chirurgien à Paris, qui en avait le secret, par le gouvernement même qui l'avait défendue.

Quoi qu'il en soit, le moine Bazile Valentin fut un de ceux qui travaillèrent le plus.

On lui doit l'esprit de sel, l'extraction des métaux par la voie humide, le sel de fer, le sulfure de potassium, le sublimé corrosif, les bains minéraux artificiels, l'huile de vitriol, le salpètre, l'eau forte, l'éther hydrique, le bleu d'outre-mer. Il décrit en grand la distillation de l'esprit de vin, il parle du soufre, du vitriol et de l'aimant des philosophes, etc.

La plupart des moines-médecins s'adonnaient à la philosophie. Beaucoup établissaient sur elle le principe de leur art; d'autres pensèrent en même temps que la pharmacie et la médecine ne pouvaient se baser sur la philosophie seule. Ils établirent le dispensaire pour en assurer le succès.

IV

Les moines-médecins et pharmaciens ne soignaient pas seulement les Frères de leur ordre : chaque couvent avait un dispensaire à la portée des habitants de la ville et des étrangers.

Là, on les potionnait, on les saignait, on leur donnait en un mot les médicaments que réclamait leur état.

On y voyait les jeunes moines rivaliser de zèle pour venir en aide à la souffrance et soulager toutes les misères. Non-seulement ils exhortaient les malades, mais encore ils exerçaient la charité la mieux entendue et la plus profitable, joignant aux paroles encourageantes des aumônes et des soins assidus.

Les salles du dispensaire brillaient par l'ordre et par l'hygiène qui y régnaient. Les salles où étaient fixés les malades sérieux étaient pourvues de ventilateurs pour renouveler l'air, et on étendait sur le plancher des feuilles, des branches de pin et d'autres aromates.

Ils faisaient boire à leurs malades du bouillon préparé avec de la farine de froment ou d'épeaultre, boisson légère et alimentaire dont ils faisaient grand cas.

Ils employaient pour boisson le mulsum, espèce de cordial préparé avec le vin et le miel, et d'après Ducange la *Pigmenta-Potio*[1] *et l'Hœra-Piera* (composition sainte et amère).

[1] Les vins, les boissons épicées, étaient très en usage à cette époque. Usted donne la préparation de ce vin épicé du moyen âge. On mettait de la cannelle, du coriandre, du girofle, du zédoaire, du gingembre et des graines de paradis. Après avoir laissé macérer ces substances dans le vin, on la filtrait à travers un linge et on la livrait au consommateur. Cette boisson qui, de nos jours, serait tout au plus supportable comme remède, était fort à la mode il y a quatre siècles. Au mariage d'Isabeau de Bavière et de Charles VI, les fontaines de Paris coulaient de ce vin au lieu d'eau. Ce qui, aujourd'hui, nous causerait des inflammations de l'estomac, faisait la joie de nos ancêtres. C'est avec cette liqueur composée que les preux chevaliers se fortifiaient l'estomac avant de se rendre au combat et aux tournois.

Tout se passait avec ordre et entendement. Le service médical était composé de frères ayant chacun leurs attributions. Il y avait d'abord le médecin *medicus logicus*, le *pigmentorius* (pharmacien), *minutor sanguinis*, le tireur de sang, l'infirmier *parabolinus* ou parabolain. Le parabolain était presque médecin, il était nommé par les abbés de l'ordre.

Au moyen âge, le moine-médecin avait la surveillance des remèdes qu'il ordonnait. Il avait dans le cloître une demeure à part. Celle du pigmentorius, ou magister-pharmacien, était placée dans le voisinage. Il gouvernait l'infirmerie.

Les monastères de cette époque ne possédaient pas de pharmacie, il y avait seulement l'armoire aux épices (*armorium pigmentorium*). Elle était sous la surveillance du pigmentorius qui en avait la clef [1].

[1] Au douzième siècle, les pharmacies apotheques n'étaient encore que des dépôts de sirops, d'électuaires, de conserves, de fruits confits, de liqueurs alcooliques épicées. Les apothicaires étaient des confiseurs plutôt que des droguistes ou des préparateurs de remèdes officinaux. Plus tard, en France, les apothicaires formèrent une corporation soumise à des règlements sévères. Le nombre des pharmaciens allait en augmentant à mesure que l'on cessait de faire venir de l'Italie la plupart des médicaments officinaux. (VERDIER, *Essai sur la jurisprudence de la médecine en France*.)

Le magister préparait, triturait, confectionnait en un mot tous les médicaments.

Il composait le *diagrède*[1] pour modifier l'àcreté de la scammonée.

Il confectionnait le *diacode*, mélange de miel et de pavots.

La laitue, l'endive, la jusquiame, la ciguë, l'opium, servaient à ses préparations.

Il préparait l'*anthora*, remède célèbre contre les aphtes, et dont la base est l'*aconitum anthora* de Linné.

Il fabriquait, pour procurer le sommeil, l'*ambroisie*[2], dont la formule est due à Zopyre, jadis médecin de Ptolémée.

Les fluxions de poitrine étaient traitées par un emplàtre fait avec du poivre et du miel. L'assa-fœtida servait de base à un emplàtre résolutif contre l'angine.

Ces préparations prenaient, à cette époque, des noms emphatiques qui les relevaient aux yeux du vulgaire.

L'une se nommait *athanasia* immortelle, *am-*

[1] La scammonée était cuite avec du suc de coings, de réglisse; ou pour la rendre plus douce, ils l'exposaient à la vapeur du soufre.

[2] Il entrait sans doute dans cette préparation une espèce de chénopode-ambroisie, genre de thé d'une saveur fort aromatique.

broisia divine ; l'autre *isotheon*, égale à Dieu ; l'autre *isochryson*, égale à l'or, et comme corollaire, *panacea* qui guérit tous les maux.

Le pigmentorius fabriquait aussi la thériaque, médicament célèbre, dont l'honneur de la composition est dû à Andrommachus, médecin de l'empereur Néron.

Destinée d'abord à guérir les morsures des bêtes venimeuses, elle fut ensuite considérée comme pouvant guérir toutes les maladies. Elle fit perdre crédit à l'antidote de Mithridate, duquel elle ne différait cependant que par l'addition de chair de vipères.

La thériaque possède une réputation qu'elle a conservée à travers les siècles.

C'est une préparation célèbre qui tient encore dans nos formulaires une place majestueuse. Dans les siècles derniers, Venise la faisait préparer avec une solennité imposante.

En France, en Allemagne, les Universités la faisaient préparer en grande pompe, ce qui ne manquait pas d'accroître sa célébrité.

On se servait encore à cette époque de médicaments vraiment bizarres.

On préconisait la vertu de l'*alleluia*[1] contre la

[1] Plante de la famille des oxalides, connue sous les noms de *pain de coucou*, *oseille de Pâques*, *trèfle aigre*, etc.

morsure des serpents, à condition que cette plante eût été cueillie de la main gauche avant le lever du soleil.

Les ongles râpés étaient administrés comme vomitif, etc.

Les moines-médecins feuilletaient constamment Celse et Dioscoride. Il n'y a rien d'étonnant que les remèdes préconisés dans l'antiquité aient été usités par eux dans leurs couvents. Ils s'inspiraient des travaux de ces savants et faisaient presque toujours l'application des remèdes vantés par eux.

Les salles du dispensaire, dans l'intérieur du couvent, avaient chacune leur spécialité. La première où l'on potionnait, la seconde où le minutor ou tireur de sang exerçait sa lancette. Une troisième salle était desservie par l'infirmier ; elle contenait les aveugles, les vieillards et les débiles.

On lit dans le *Glossaire* de Ducange, page 713, une inscription qui ornait l'intérieur du *potionorium*. Il y était dit « qu'il fallait prier Dieu pour tous « ceux qui y travaillaient, et qu'après avoir senti « l'odeur de drogues si insupportables, ils fussent « admis à jouir plus tard de la vie éternelle et de « ses douceurs. »

On avait l'habitude de se faire saigner cinq fois par an, et pour que l'on ne s'y trompât point, on lisait sur la porte de la salle :

« C'est ici que se tiennent les frères infirmiers et ceux qui saignent les malades. »

La chronique ne nous dit pas au juste si le minutor tirait à chacun des moines la même quantité de sang et s'il avait égard au tempérament de son sujet. Mais il a bien fallu que plusieurs bons moines aient subi de larges phlébotomies, car on voit que les macérations et les jeûnes n'étaient pas de rigueur pour les débiles et ceux qui avaient été saignés ; la règle avait pour eux des égards. Un abbé de Cluny, Pierre-le-Vénérable, dans les statuts de l'ordre, chapitre II (voir le *Glossaire* de Ducange), en exemptait les infirmes, ceux qui avaient été potionnés, et surtout ceux qui avaient été saignés. (XVIII.)

Et le chapitre de l'ordre des Prémontrés (voir le *Glossaire* de Ducange), dit que les abbés exemptaient des corvées et ordonnaient l'usage de la viande aux jours maigres à ceux qui avaient le sang diminué.

Car la règle voulait que l'on se fît saigner à des époques déterminées, juste ou non, quand le saigneur arrivait, il fallait obéir. Cette opération, d'après la chronique de saint Trudon, durait trois jours : *Tribus diebus minutio durabit.*

On voyait dans cette salle, étalés sur des planches, les *capruncula* ou spatules, le *cacobus* ou chaudron, la *patena* ou bassine, qui servaient à faire des conserves, et les instruments nécessaires aux usages pharmaceutiques. Puis, dans un coin, figurait un tronc, nommé cachemaille, où par reconnaissance on déposait une maille, menue monnaie qui valait un denier.

Le tireur de sang, *minutor*, était sous les ordres de l'apothicaire; il devait son aide à l'infirmier parabolinus.

Le médecin avait sa maison à part, elle était bien aérée ; le jardin des plantes médicinales se trouvait en face.

Là on cultivait la sauge, la menthe, la rhue, le pouliot [1], la tanaisie, la livèche [2], le haricot qui, à cette époque, servait à faire des cataplasmes.

On y faisait aussi des gâteaux de mélisse et de lys, des sachets de plantes aromatiques que l'on mettait sur l'estomac et sur la tête, et dont on enveloppait le nez de ceux que l'on employait au moment des épidémies.

Les prières remplaçaient autant que possible les médicaments composés. On employait les plantes

[1] *Menthe sauvage;* son nom latin, d'où dérive son nom français, lui vient de ce qu'on prétend que son odeur chasse les puces. — La Fable dit que Proserpine changea la concubine de Pluton en menthe.

[2] Plante des ombellifères, stimulant inusité aujourd'hui.

du jardin botanique. Il y avait sur le livre du dispensaire une prière faite à saint Liboire, qui guérissait la fièvre, une à saint Stropin, qui guérissait la goutte, une à saint Hilaire, qui guérissait la gravelle.

Comme dans toutes choses, à côté du sérieux se trouve le ridicule ; certaines croyances de cette époque, fertile en superstitions, venaient s'appliquer aussi dans les traitements des maladies.

Le public s'imaginait que chaque monastère, et principalement ceux de Saint-Benoît, possédaient des spécifiques contre toutes les infirmités et les souffrances.

Les imaginations qui se frappaient vivement, considéraient surtout comme efficace, ce qui était le plus mystérieux, incompréhensible et singulier.

Un célèbre monastère de l'ordre de Saint-Benoît, nommé Andain, dans la forêt des Ardennes, fondé par Alcan, évêque de Liége, possédait des spécifiques contre la rage. C'est là que l'on conduisait ceux qui avaient été mordus. On allait chercher dévotement un petit morceau de l'étole de saint Hubert, on faisait une incision au front du patient, et on y introduisait ce morceau d'étoffe.

Les chroniques de cette époque disent que beaucoup furent guéris ! ! ! (MORRERY.)

Rassurons-nous cependant, ces guérisons ne sont pas articles de foi. Nous ne croyons pas qu'aucun concile ni aucune faculté les aient encore couvertes de leur docte approbation.

A cette même époque, on allait en foule à un un autre couvent qui guérissait, dit-on, du mal caduc. Il fallait que les malades que l'on y conduisait observassent une diète sévère, et qu'ils eussent un sou percé pendu au cou.

Saint Roch était invoqué comme guérissant de la peste.

Non-seulement l'emplâtre de feuilles de noyer guérissait les écrouelles, mais encore le monastère de Saint-Andain lui faisait concurrence par la seule application de pain bénit. Cette spécialité, dit une vieille chronique, avait été donnée à ce monastère, parce qu'autrefois on y fit reposer les reliques des trois rois.

Ce privilége de guérir les écrouelles appartenait jadis aux rois de France. Il n'y a pas longtemps que cette superstition était en vigueur.

Le roi Louis XIV, le surlendemain de son sacre, après avoir entendu la messe à l'abbaye de Saint-Rémy, à Reims, entra dans le parc où se trouvaient les malades qui devaient être guéris par son attouchement. Il faisait le signe de la croix sur eux en prononçant ces paroles sacramentelles : Le roi te touche, Dieu te guérisse!

Enfin le monastère de Saint-Marcoux avait le

secret de guérir les fièvres tierces, quartes et le carreau.

Le vendredi saint, on avait coutume d'y conduire les tout petits enfants qui, par ce seul acte d'apparition, étaient préservés des maux habituels à leur âge.

Telles étaient les croyances de cette époque. Les adeptes ne manquaient pas d'accourir à un soulagement qu'ils croyaient certain.

Les prières, comme nous l'avons dit, étaient en usage. Il ne faut nullement douter de leur efficacité; mais le rapport du nom du saint avec l'affection de laquelle on se plaint est la cause de cette prédilection. L'oraison à saint Mainleuf guérissait les maux du poignet. Celle à saint Louis guérissait les maux d'oreilles, et l'oraison à sainte Claire guérissait les vues obscures.

M. Menière, pharmacien distingué d'Angers, sur l'autorité duquel on peut s'appuyer pour les recherches de ce genre, nous apprend que plusieurs prêtres de cette ville, au douzième siècle, étaient des pharmaciens et médecins distingués. Guillaume de Grey et un chanoine nommé Girard étonnaient par leur savoir et leur érudition. Il cite deux simples moines de l'abbaye de Saint-Nicolas, Hubert et Jean, qui étaient médecins et pharmaciens de Foulque V, qui fut plus tard roi de Jérusalem.

Ils soignaient aussi les malades de toutes classes avec intelligence et abnégation.

Au onzième siècle, saint Fulbert, évêque de Chartres, non-seulement exerçait son art avec succès, mais encore il envoyait dans ses lettres des remèdes tout préparés.

Les religieuses se faisaient aussi remarquer par leur savoir, au douzième siècle. Hildegarde, abbesse du couvent de Rupertsberg, près de Bingen, cultiva la médecine et surtout la préparation des médicaments, dans laquelle elle s'acquit une grande réputation. Elle a laissé un ouvrage sur la composition des remèdes, où se trouve une multitude de formules superstitieuses dans le goût de l'époque. (Spengel, *Histoire de la Médecine*, tome II.)

Au douzième siècle, un des plus fameux moines, Alain de Lille, surnommé le docteur universel, vivait en communauté avec saint Bernard dans l'abbaye de Clairevaux. Il s'occupa de pharmacie dans la solitude des moines de Cîteaux. Il est rangé au nombre des plus distingués de l'époque. (Walcher, tome II, page 642.)

Les élèves de l'école de Salerne, d'une charité si grande et d'un dévouement si constant, ne possédaient pas les éléments qui ont servi à Guy Patin à faire le portrait de l'apothicaire : *Animal bene facciens partes et lucrans mirabiliter.*

Cette application aurait eu sa raison d'être pour un certain barbier de Lyon, qui, en 1300, avait pris six écus pour poser trois sangsues à un illustre malade, lequel eut beau se récrier; mais il paya encore plus par étonnement que par conviction quand, à son grand ébahissement, il lui fut dit que ces sangsues avaient été nourries pendant six mois dans des liqueurs de perles fines.

Il est vrai que Guy Patin aurait bien mieux fait de garder ce mot pour son confrère. Son penchant effroyable à médire fait qu'on doit le lire avec la plus grande défiance; car, si sa renommée en médecine était grande, elle était encore moindre que celle à qui il doit ses lettres satiriques.

En 1131, l'Eglise s'alarma de voir tant de confusion parmi ses membres; les prêtres et les moines s'adonnaient trop fortement à l'exercice de l'art. Si leurs collègues en eussent supporté le bénéfice, tout se serait bien passé. Le concile de 1150, alarmé de cet envahissement médical, fit la même défense.

Néanmoins, on éluda la question. Chaque ordre avait sa spécialité. La pharmacie y fut faite en grand, et l'on continua à répandre hors du cloître les élixirs et les globosi, qui ne manquaient pas de consommateurs.

Plus tard, dans les siècles suivants, l'église Notre-

Dame de Paris fut longtemps le lieu de réunion de médecins qui étaient tous ecclésiastiques.

Vers les douzième et quatorzième siècles, ils s'assemblaient autour des bénitiers. Les malades les attendaient sous le parvis ou bien sous la tour méridionale.

Ces consultations, qui n'excluaient pas les exercices religieux, présentaient un spectacle singulier et quelquefois tumultueux. De pareilles assemblées, bien que colorées par un sentiment de charité chrétienne, contrastaient d'une manière si choquante avec les fonctions du sacerdoce et le respect dû aux temples, que les médecins furent insensiblement éloignés de l'église Notre-Dame.

Cette réforme fut accomplie vers l'année 1474, époque à laquelle on commença à bâtir les écoles de médecine dans la rue de la Bûcherie, à l'angle de la rue Aux-Rats[1].

[1] En 1474, les médecins de cette école firent une expérience utile à l'humanité et aux progrès de leur science. Ils représentèrent au roi Louis XI que plusieurs personnes, attaquées de la maladie de la pierre, périssaient sans guérir, et demandèrent qu'on leur livrât un archer de Meudon, affligé de cette maladie, et qui venait d'être condamné à mort pour ses crimes.

Le roi y consentit; le condamné fut opéré si heureusement que, au bout de quinze jours, il recouvra la santé.

On lit dans les *Recherches sur l'origine de la Chirurgie*, par Girodot, Paris, 1744, page 57, note x, que le roi Henri II fit un

En faisant abstraction des écarts d'imagination auxquels se livrèrent un petit nombre de moines empiriques au sujet de quelques médicaments, on ne peut disconvenir que les monastères du moyen âge n'aient travaillé heureusement aux progrès de la matière médicale et de la pharmacie.

Il nous a semblé intéressant et juste de consacrer dans ces lignes les travaux souvent remarquables des rêveurs et des chercheurs du temps passé.

Ensevelis dans la paix du cloître, les moines seuls pouvaient, au milieu de l'anarchie et de l'ignorance du moyen âge, continuer le dur labeur des savants qui les avaient précédés.

Dans l'étude qui nous occupe, la méthode a le plus souvent fait défaut. L'erreur et la superstition

règlement étrange au sujet des médecins. En voici un passage : « Que, sur les plaintes des héritiers des personnes décédées par la « faute des médecins, il en sera jugé comme de tous les autres « homicides; et seront, les médecins mercenaires, tenus de goûter « les excréments de leurs patients, et leur impartir toute autre « sollicitude; autrement seront réputés avoir été cause de leur « mort ou décès. »

opposaient à la science des barrières presque infranchissables.

Néanmoins, animés d'un esprit véritablement charitable, sans espoir de voir la renommée s'attacher à leur nom, les moines ont été les dignes précurseurs de ces hommes qui, par leur autorité scientifique, sont devenus la gloire de l'humanité.

Certes, entre Albert-le-Grand et Scheelle; entre Bazile Valentin et notre Lavoisier, il y a un espace immense.

Mais l'homme qui veut prendre le soin de dépouiller le bagage scientifique du moyen âge du fatras d'erreurs dans lequel l'avaient enveloppé l'alchimie et l'astrologie, reconnaîtra combien ont été grands, dans leur persévérance, ces vieux soldats du progrès.

Si les sciences pharmaceutiques sont arrivées au niveau qu'elles occupent aujourd'hui, ne le devons-nous pas en partie aux travaux empiriques des moines du moyen âge?

Il a fallu à ces humbles travailleurs plus que du courage, mais une abnégation complète d'eux-mêmes pour entreprendre l'étude de la science à une époque où la récompense était souvent une prison et quelquefois un bûcher.

Nous devons toute notre sympathie et notre reconnaissance à ces bienfaiteurs inconnus de l'humanité, qui ont sacrifié leur vie au soulagement des douleurs humaines et à la recherche de la vérité recouverte d'erreurs et de superstitions.

Honorons enfin ceux qui, pour leur part, ont enrayé la marche de l'homme et qui l'ont conduit à la civilisation au milieu des ténèbres de la barbarie.

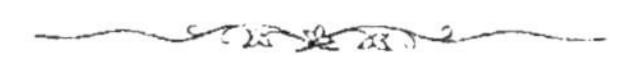

DE LA

MANNE DES HÉBREUX

AVANT-PROPOS

Les quelques lignes qui suivent ont pour objet la manne du désert.

Ce n'est point un commentaire de ce qui semble être miraculeux, c'est l'examen des substances qui, dans leur apparition, sembleraient le plus se rapprocher des mannes décrites par Moïse.

Ce n'est donc pas une question de dogme, c'est simplement un exposé historique avec des faits authentiques et émaillés çà et là d'un peu d'histoire naturelle.

Nous avons emprunté aux textes de l'Ecriture, aux voyageurs naturalistes, aux documents mis au jour par le docteur O'Rocke, le tout augmenté de nos propres réflexions.

DE LA

MANNE DES HÉBREUX

Les commentateurs qui s'attachent à l'esprit et non à la lettre des livres saints, pensent que la manne dont se nourrirent les Hébreux dans le désert n'était autre chose qu'une substance blanche, concrète, à suc durci, que l'on récolte sur un arbrisseau rabougri et épineux (*hedysarum alhagi*), de Linné, qui croît dans les déserts de l'Arabie et de la Perse.

Ollivier, à son retour de son voyage en Turquie, rapporta en France plusieurs livres de cette substance, qui, d'après Nieburh, est employée en Perse en guise de sucre pour les pâtisseries et autres objets de friandise.

Dans le récit que fait l'Exode du voyage des

Israélites dans le désert, on lit au chapitre XVI : « En quittant les soixante-dix palmiers de la septième station, les Israélites entrèrent dans le désert de Sin et commencèrent à murmurer contre Moïse et Aaron, parce qu'ils manquaient de nourriture. Le lendemain, une épaisse rosée couvrait la terre autour de leur camp ; c'était une espèce de graine blanche propre à faire du pain. Voilà, dit Moïse aux Israélites, le pain que Dieu vous envoie. »

Cette manne ressemblait à la graine de coriandre blanche. Les uns disent qu'elle avait le goût de la plus pure farine mêlée avec le miel, d'autres de la plus pure farine mêlée avec le lait.

M. le docteur O'Rocke fait remarquer que les diverses traductions du texte hébreu diffèrent entre elles. Il croit que l'on aura confondu les mots doux, peu sapide, fade et sucré, et que pour donner au texte un sens conforme à leurs idées, les uns ont traduit le mot doux par saveur du lait, et en considération de ce que la manne est sucrée, par l'expression saveur de miel. Enfin la traduction n'est littérale dans aucun cas.

Il est dit encore (*Numb.*, chap. II, v. 7) que le peuple, après l'avoir ramassée, la broyait sous la meule, ou la pilait dans un mortier, la faisait cuire dans un pot et en faisait des gâteaux qui avaient le goût d'un pain pétri à l'huile.

En voyant cette rosée céleste couvrir les abords du camp, les Israélites, pleins d'étonnement, s'écrièrent *man-hu*, qu'est-ce que cela? Mais le texte hébreu peut avoir un autre sens. Je dois à l'obligeance d'une personne assez versée dans la traduction de la langue hébraïque l'explication suivante, sur le mot *man* :

Man, en hébreu, est le *manna* des Latins.

D'après Josèphe, dans son *Histoire du peuple juif*, *man* signifie : Qu'est-ce que cela?

Ma, en hébreu, a la même signification.

Man indique aussi l'idée d'un don offert, *minea*, ce qui serait infiniment préférable de le rattacher à ce mot, car *mana* en arabe veut dire donner.

C'est donc avec raison que Moïse fait envisager aux Hébreux cette nourriture comme miraculeuse, puisque, d'après l'étymologie hébraïque, *man* signifie *don, présent*. Il leur dit qu'elle était inconnue à leurs pères et que Dieu lui-même daignait leur présenter (*Deut.*, ch. VIII, § 3). Aussi Dieu ordonna d'en conserver dans un vase qui fut placé à côté de l'arche, dans le tabernacle, afin de perpétuer la mémoire de ce bienfait.

Plusieurs interprètes ont pris à la lettre ce qui est dit dans le livre de la Sagesse *sur la manne*, qu'elle avait tous les agréments du goût et toute la douceur des nourritures les plus excellentes, qu'elle se proportionnait à l'appétit de ceux qui en mangeaient et se changeait en ce que chacun souhaitait (*Sap.*, c. XVI, v. 20)[1].

Mais, selon l'explication de Josèphe et de d'autres commentateurs, cela signifie seulement que ceux qui en mangeaient la trouvaient si délicieuse qu'ils ne désiraient rien autre chose. Aussi lorsque les Israélites en témoignèrent du dégoût (*Numb.*, c. II, v. 6, c. 816) ce fut par inconstance, par pur caprice, par un effet de l'esprit séditieux qui leur était naturel.

Mais, comment, dira-t-on, la multitude des Israélites, pour laquelle la manne était un manger délicieux, s'en lassa-t-elle et désira-t-elle si ardemment les oignons d'Egypte ? Pourquoi ? Parce que l'usage de mets exquis journalier et continuel dégoûte les hommes.

Si le dégoût des meilleurs mets est naturel, dès qu'on en fait un usage continu, celui des Hébreux, qui ne vivaient que de manne et qui n'y trouvaient que le même goût, est donc excusable.

Pas du tout, en imitant la parfaite docilité d'un petit nombre de leurs frères, ils auraient pu participer au prodige qui diversifiait le goût.

Mais comment souhaiter avec tant d'empresse-

[1] Il est bien entendu que, tout en maintenant nos croyances religieuses, nous laissons à la science la place qui lui est due.

ment des oignons? Cette plante ne paraît pas cependant propre à faire naître de si ardents désirs?

Si; il ne faut pas juger des oignons d'Egypte par les nôtres; car, d'après ce que l'on en dit, si les oignons de France, en les coupant, font venir l'eau aux yeux, ceux d'Egypte avaient la propriété de faire venir l'eau à la bouche des Hébreux, qui en étaient très-friands.

La bonté de ce légume est proportionnée à la chaleur du climat sous lequel il croît.

M. Spont, dans son *Voyage en Grèce* (tome I), dit qu'il a mangé des oignons si excellents qu'ils ne le cédaient en rien aux meilleurs fruits de France. Mais ceux d'Egypte sont bien supérieurs à ceux dont parle ce voyageur.

M. Maillet, qui fut dix ans consul au Caire, dit dans son ouvrage : « Que vous dirais-je de ces « fameux oignons d'autrefois, si chers aux Egyp- « tiens (*Description de l'Egypte*), tome II, page 105, « que les Israélites regrettaient si fort dans le « désert lorsque, sous la conduite de Moïse, ils « eurent passé la mer Rouge. Ils n'ont encore rien « perdu de leur bonté; ils sont plus beaux qu'en « aucun lieu du monde. C'était donc l'aban- « don d'une nourriture de leur goût qui faisait « regretter aux Israélites leur réjour d'Egypte, et « qui les fit murmurer contre Moïse. »

Le mot manne, dans tous les langages, désigne une sorte de gomme sucrée, concrète, qui, dans certaines contrées du Midi, découle de certains arbres soit par la seule action de la chaleur solaire, soit par l'incision, soit par la piqûre des insectes.

La manne des pharmacies est un suc concret fourni par plusieurs espèces de frêne, et principalement par le *fraxinus ornus* et *rotundifolia* de la famille des jasminées, qui croissent partout en Europe, mais qui ne fournissent de la manne qu'en Italie, en Sicile et surtout en Calabre.

Les auteurs ont prétendu que la manne découlait par l'action de la piqûre d'un insecte, le *cicada orni,* mais la manne qui exsude est en si petite quantité qu'elle est mangée par l'insecte lui-même.

Toute celle du commerce exsude spontanément du tronc (*manna spontanea*) à l'aide d'incision, *manna forzata* ; les feuilles laissent suinter un suc que les Calabrais nomment *manna di fronde*, par opposition à celle du tronc, *manna di corpo.*

On distingue trois sortes de manne :

La manne en larmes;

La manne en sorte;

La manne grasse, *geracy* ou *capacy.*

La manne paraît être l'*elaiomeli* de Dioscoride et

avoir été connue de toute antiquité. Les anciens la nommaient rosée ou miel de l'air; et au seizième siècle, Mathiole, médecin professeur à Padoue, où il mourut, et qui avait écrit un *Epitome des Plantes*, le soutenait contre Ange Palea, qui prétendait mettre hors de doute que la manne était la salive ou l'excrément de quelque astre.

Quoi qu'il en soit, la manne de Sicile est purgative, celle des Hébreux ne l'était pas. Il est certain que Dieu, voulant nourrir son peuple, n'envoyait pas cette manne pour dépuratif chez les enfants, ni comme purgatif chez les hommes.

Il existe encore bien des sortes de manne mal déterminées, qui sont des substances visqueuses, sucrées et résineuses.

En France, le mélèze, le genévrier, le pinus picea; en Suède, en Espagne, le cistus ladoniferus, donnent aussi une substance concrète.

Au Chili, ainsi que dans la Nouvelle-Hollande, certains saules produisent une espèce de manne; dans les environs de Montpellier, sous les figuiers, on trouve une sorte de suc concret noir, nommé aléoméli. Hypocrate lui-même, sous le nom d'*elaiomeli*, mentionne une sève concrète mal déterminée.

Enfin le prunier, l'amandier, le mûrier fournissent des concrétions analogues, mais qui diffèrent des mannes de Calabre et de Sicile, parce qu'elles ne contiennent pas de la mannite.

La manne alhagi, que les commentateurs des livres sacrés pensent être la manne de laquelle les Hébreux se nourrirent dans le désert, est une manne d'Orient.

On en connaît plusieurs espèces en Syrie, en Perse et en Arabie.

La manne de Perse ou alhagi provient d'arbrisseaux rabougris de la famille des légumineuses. Le nom persan signifie miel.

Les graines de cette plante ont une grande ressemblance avec celles de coriandre. Cette manne est aussi blanche que la neige.

Ce pourrait bien être celle que le peuple israélite, après l'avoir ramassée, broyait sous la meule ou pilait dans un mortier, la faisait cuire dans un pot et en faisait des gâteaux qui avaient le goût d'un pain pétri à l'huile (*Numb.*, ch. II, v. 7).

Les paysans d'Ispahan la récoltent avant le lever du soleil; ils battent les branches en plaçant au-dessous d'elles une natte sur laquelle les graines tombent. Si l'on procède à la récolte après le lever du soleil, la manne ne tombe plus des branches, parce que la chaleur l'a fondue.

Cela paraîtrait se rapprocher du sens du chapitre

de l'Exode, qui dit que lorsque la chaleur du soleil venait, cette manne fondait.

Celle d'Ispahan ne contient pas de mannite; elle est vendue journellement sur les marchés de Calcutta.

La manne se trouve beaucoup en Orient, en Mésopotamie, sur des arbres analogues à des chênes produisant la noix de galle; elle ressemble à une sorte de pollen. C'est là la manne de chêne oriental.

On la dit très-abondante après un fort brouillard et lorsque l'atmosphère est saturée d'humidité.

Cette manne se divise en trois qualités :

La plus blanche et la plus pure se récolte avant le lever du soleil; si les rayons solaires lui ont fait subir leur influence, elle fond sur les feuilles et devient très-épaisse.

Les paysans transportent chez eux les feuilles, les font bouillir dans l'eau; la manne apparaît à la surface comme de l'huile.

Celle-ci n'est donc pas de la manne du ciel, puisque, si elle tombait des nuages, elle se déposerait aussi bien sur tout autre arbre que sur ceux-là.

Il existe aussi une autre espèce de manne que l'on nomme miel de Beiruck.

Cette manne se recueille comme une rosée sur les feuilles d'un arbre de la dimension d'un olivier; le sol en est complètement couvert. Elle est brune, n'est point purgative ; les Arabes la mangent comme du beurre ou du miel. Elle se récolte seulement en mai ou en juin.

Burckhardt a voyagé dans les déserts du Sinaï, parcourus par les Israélites, et il raconte la découverte d'une substance semblable à la manne.

Dans beaucoup d'endroits, le tamarix ou tarfa serait très-abondant. Il s'en trouve surtout une grande quantité dans la partie nord du mont Serbal.

Le tarfa produit la manne. Il était inconnu en Europe. M. Setzcen l'a signalé dans son voyage au Sinaï.

Dans le mois de juillet, cette manne s'écoule goutte à goutte des rameaux du tamarix sur les tiges et les branches qui couvrent le sol au-dessous de l'arbre. Elle est recueillie avant le lever du soleil, car, aussitôt après son apparition, elle se dissout.

Les impuretés qui y sont attachées sont enlevées par les Arabes, qui la renferment dans des outres de cuir et qui en humectent leur pain. — Elle ne se trouve que dans les années très-pluvieuses et quelquefois même elle manque complètement.

Laissée en masse, cette manne se durcit, quand elle est à l'ombre ; si on l'expose au soleil, elle se liquéfie, elle n'acquiert donc pas le degré de solidité qui permet la pulvérisation usitée par les Israélites.

Le goût de la manne du tamarix est agréable, quoique fort aromatique; mangée en trop grande quantité, elle est purgative. Les Bédouins la consomment entièrement, prétendant que c'est la plus délicate friandise fournie par leur pays.

Quoi qu'il en soit, le tamarix est un des arbres les plus communs dans la Nubie. Sur les bords de l'Euphrate, il croît également en abondance.

On a attribué la formation de la manne du tamarix à de petits insectes qui la secréteraient, comme le font les pucerons qui produisent un suc miellé et concret; mais le fait n'est nullement exact.

Quoique cette manne puisse ressembler jusqu'à un certain point à la substance désignée par Moïse, il y a encore une grande différence.

La manne des Hébreux tombait sur le sol; celle des Orientaux provient des tiges et des rameaux de certains arbres, sans voltiger en l'air.

La manne, dans l'antiquité, nous le savons, était désignée sous le nom de pluie céleste, jusqu'à ce qu'il fût démontré qu'elle exsudait des frênes.

Avicenne, médecin arabe, qui vivait au quinzième siècle, admet que c'est une vapeur qui prend naissance dans l'atmosphère et qui retombe sur les arbres et sur les pierres en farine de miel.

Pline et Aristote disent que la manne ou miel de l'air tombe à la chute du jour; que dès le grand matin les feuilles en sont arrosées, et que toutes les personnes qui se trouvent dehors, à cette heure matinale, ont leurs vêtements couverts d'un liquide visqueux et gluant.

Des voyageurs modernes ont trouvé la rosée sucrée.

Et en 1793, Ædmann dit que, à Vizinnes, en Sicile, un matin le ciel étant clair, il s'éleva un gros nuage sombre, qui disparut en pluie; les gouttes en étaient très-fines, visqueuses et sucrées. Le même auteur ajoute que, après la dessication, ces gouttes ressemblaient à des larmes de mastic avec le goût de la manne.

La manne du désert ne ressemblait nullement à celles que nous venons de décrire. Ce n'en était donc pas une véritable. On affirme même que, en Orient, la manne manque plusieurs années de suite.

Car la manne actuelle sert de friandise, celle des Hébreux servait de pain.

La manne du désert tombait toute l'année, pendant quarante ans, sans interruption, et la manne d'Orient, dans les années de récolte, n'est en abondance que pendant deux mois.

On serait tenté de croire, dit M. le docteur O'Rorcke, et tout semblerait démontrer que cette manne du désert était une espèce de lichen, qui aurait bien pu rendre des services plus grands que les mannes ci-dessus décrites.

En effet, pour le démontrer, il suffit de savoir que plusieurs pays font leur nourriture exclusivement de lichen, mais comme le nombre de ces cryptogames est assez étendu, il faut, en en examinant certains, voir ceux qui, par la description que l'on en fait, semblent se rapprocher de la manne décrite par les Ecritures.

DES LICHENS QUI POURRAIENT AVOIR ÉTÉ LA NOURRITURE DES HÉBREUX.

Les lichens, en effet, ne sont nullement vénéneux ; ils contiennent une matière gélatineuse, azotée et une sorte de fécule très-abondante.

Sur certains points de la terre, ils servent à l'alimentation ; et s'ils avaient un goût meilleur, il est probable qu'ils serviraient encore davantage.

Partout où la végétation commence à s'établir, les lichens sont ordinairement les premières plantes qui se montrent ; elles sont les dernières qui subsistent, car on en a retrouvé jusque sur le sommet du mont Blanc.

Ils contiennent tous de l'oxalate de chaux; d'autres contiennent un principe amer (cétrarine); d'autres un principe colorant (l'orcine).

Tous les lichens sont comestibles, si toutefois, préalablement, on a eu la précaution, par une macération prolongée, d'enlever le principe amer.

En Islande, les habitants en font la base de leur nourriture. Chaque année, ils se réunissent en troupe pour aller recueillir cet utile végétal sur les rochers, où il croît en abondance. Ils l'emportent dans des sacs, et après l'avoir lavé et séché au four et grossièrement pulvérisé, ils le conservent dans des barils. Cette substance alimentaire, à volume double, nourrit autant que le blé.

Pour l'usage, on la réduit en poudre et on en prépare des bouillies très-nutritives; mêlée à une certaine quantité de farine, cette poudre est susceptible de faire du pain, qui, malgré son amertume, constitue un bon aliment.

En Norwége, on a observé que ceux des habitants qui se nourrissent de lichens étaient moins sujets aux épidémies et à certaines maladies que ceux qui se nourrissent de poissons.

Pallas avait nommé *esculentus* un lichen tout particulier, qui, d'après Acharius, appartient au genre *lecanora* et *parmelia*. Ce lichen se rencontre en Perse et en Crimée, toujours sur le sol, où il est porté par les vents, ou soit par sa chute des montagnes avoisinantes. Il s'agglomère sur le sol et y forme des couches d'une épaisseur de plusieurs centimètres; les brebis s'en nourrissent, et les pauvres considèrent cette pluie végétale comme une pluie qui leur tombe du ciel.

Un général russe avait envoyé, en 1828, à Paris, un lichen d'une couleur fauve, formé de croûtes brisées, tombé dans le voisinage du mont Ararat.

Ce lichen, desséché pendant l'été sur les rochers, se trouvait emporté à une grande distance par le vent, ce qui faisait dire aux habitants que cette graine tombait du ciel.

Ce même général dit qu'on lui avait assuré que cette pluie n'était pas rare, qu'elle couvrait le sol d'une croûte de cinq ou six pouces.

Le bétail en est très-friand, et les hommes s'en nourrissent à l'occasion.

En 1845, en Crimée, à Jenisbechir, une pluie de ce genre a été observée; elle couvrit le sol de trois ou quatre pouces, et M. le docteur Léveillé dit que les habitants s'en nourrirent pendant plusieurs jours.

Il existe encore une autre espèce de lichen nommé *takaout*. Il se présente sous la forme de petits grains arrondis, la couleur est grise jaunâtre, la cassure blanche, la saveur fade, et possède un goût de champignon.

Dans le Sahara, dit-on, ce lichen ne paraît adhérer à aucun corps étranger; il sort spontanément de la terre après la pluie; il est très-recherché par les animaux, qui le mangent avec goût; il facilite leur digestion.

Ce lichen, sortant spontanément de la terre, aurait pu aussi parfaitement être le *nostoch*.

Souvent, dans certains endroits, après la pluie, apparaissent des expansions gélatineuses d'un brun verdâtre, à bords onduleux, déchirés, formant primitivement une espèce de boule de la grosseur d'un œuf d'oiseau ou de poisson. C'est le *nostoch* de Paracelse, le beurre magique, la fleur du ciel ou de la terre. Les alchimistes lui attribuaient des vertus miraculeuses.

Cependant, tout porte à croire que la manne du désert était un lichen analogue au lichen *esculentus* de Pallas. Du reste, qui dit que Moïse n'a pas confondu deux substances distinctes, qui semblaient offrir de l'analogie en ayant l'air de tomber du ciel :

Une substance amylacée, pouvant se pulvériser, se récolter en tout temps, semblable à la graine de *lecanora*, et tombant sur le sol, c'est le *lecanora esculenta ;*

Une substance sucrée, ne se récoltant que quelques mois de l'année, servant de condiment au pain, ce sont les mannes plus haut décrites. (O'RORCKE.)

Enfin, n'est-il pas reconnu que, par un effet tout providentiel, le *cladonia rangiferina* (lichen) est semé avec profusion près du pôle, là où toute végétation est arrêtée. Sans lui, la Laponie serait réduite à la plus affreuse solitude.

De nos jours encore, les habitants de l'Islande se servent, comme nourriture, du lichen (*cetraria*) réduit en poudre grossière; ils en font du pain et des galettes.

Enfin, la manne du désert, dans son apparition comme dans sa manière de nourrir le peuple hébreu, pendant quarante ans, qu'elle soit lichen mal déterminé, manne véritable, ou toute autre substance, subsistera, et sera toujours considérée comme le monument et le fait de la bonté de Dieu, qui s'en servit pour nourrir son peuple.

FIN.

TABLE DES MATIÈRES

www.ingramcontent.com/pod-product-compliance
Ingram Content Group UK Ltd.
Pitfield, Milton Keynes, MK11 3LW, UK
UKHW021625260726
13994UKWH00003B/1076

9 782329 420912